DIETA PALEO

Guia Completo Para Receitas De Dieta Paleo

(Receitas de perda de peso rápida com benefícios surpreendentes)

Sal Vera

I0082404

Traduzido por Daniel Heath

Sal Vera

*Dieta Paleo: Guia Completo Para Receitas De Dieta Paleo
(Receitas de perda de peso rápida com benefícios
surpreendentes)*

ISBN 978-1-989837-78-8

Termos e Condições

todos os direitos autorais não detidos pelo editor.

Aviso Legal:

Este livro é protegido por direitos autorais. Ele é designado exclusivamente para uso pessoal. Você não pode alterar, distribuir, vender, usar, citar ou parafrasear qualquer parte ou o conteúdo deste ebook sem o consentimento do autor ou proprietário dos direitos autorais. Ações legais poderão ser tomadas caso isso seja violado.

Termos de Responsabilidade:

Observe também que as informações contidas neste documento são apenas para fins educacionais e de entretenimento. Todo esforço foi feito para fornecer informações completas precisas, atualizadas e confiáveis. Nenhuma garantia de qualquer tipo é expressa ou mesmo implícita. Os leitores reconhecem que o autor não está envolvido na prestação de aconselhamento jurídico, financeiro, médico ou profissional.

Índice

Parte 1

Introdução

Eu quero agradecer e congratular-te por teres transferido o meu livro.

Este livro contém provas dadas e estratégias de como melhorar a saúde e atingir um ótimo bem-estar, através de uma maravilhosa e fácil forma de preparar receitas de almoço, baseadas no programa da dieta Paleo.

Igualmente, este livro providência informação básica na ciência por detrás da dieta Paleo, incluindo uma lista geral de ingredientes Paleo amigáveis, que poderás usar para preparar refeições de almoço. Irás também aprender algumas dicas em como poderás renovar a tua aproximação para comer saudável, através de um estilo de vida Paleo.

Os pratos de refeição Paleo neste livro não são complicados. As aliciantes receitas que encontrarás nos capítulos seguintes deste livro, vão proporcionar ideias criativas em como modernizar o modo primitivo de comer saudável.

Obrigado novamente por transferires o livro, espero que gostes!

Capítulo 1 Dieta Paleo: A ciência por detrás do fenómeno

Há alguns anos atrás, os nossos antepassados eram habitantes das cavernas que procuravam por comida, caçando animais ou apanhando todo o tipo de plantas que eles conseguiam encontrar. Eles comiam alimentos que eram naturais e livres de produtos químicos.

Estes dados históricos levam-nos para a criação da dieta Paleo. Criada pelo Dr. Loren Cordain da Universidade do estado de Colorado, esta dieta imita os padrões alimentares dos nossos ancestrais, em termos de escolhas alimentares e controlo de porções.

A dieta Paleo incorpora vegetais, frutos, carnes magras, proteínas e óleos naturais nos seus planos de refeição, para uma abordagem mais natural e nutritiva na preparação da refeição. Os alimentos que são permitidos na dieta Paleo provêm de fontes naturais como a vegetação da terra e carne de gado, alimentados por erva.

Um plano de refeições típico sob o programa Paleo consiste no pequeno-almoço, almoço, lanche e jantar. Por exemplo, podes tomar um batido de pepino e bagas para o pequeno-almoço, um hambúrguer de peru, sem pão, para o almoço, um misto de frutos para o lanche e salmão com crosta, com uma salada vegetariana para o jantar.

Além de aprender quais os alimentos que são opções mais saudáveis, porções também são importantes na dieta Paleo. Quase todas as refeições Paleo, incluem muitos vegetais e frutos. No entanto, é importante integrar porções amplas de proteína e carnes magras, nas tuas refeições diárias. Enquanto frutos e vegetais fornecem vitaminas, carnes magras e proteínas desempenham papéis importantes no metabolismo, perda de gordura e desenvolvimento muscular.

O segredo para uma dieta eficaz ao estilo primordial é consumir mais comida da vegetação, para o manter saciado após cada refeição. Essas escolhas de comida saudáveis têm um baixo teor de sódio e calorias, o que ajuda a reduzir a gordura corporal e impulsiona-o a atingir as suas metas de perda de peso.

Adicionalmente, a dieta Paleo está livre de bens alimentares que são processados ou modificados quimicamente para parecer e saber melhor. Estudos mostraram-nos que alimentos não saudáveis levam-nos a sérios problemas de saúde, e a dieta Paleo ajuda a controlar doenças que tomam um corpo de uma pessoa.

Está provado que uma pessoa sob o programa da dieta Paleo é nutrida com vitaminas e minerais suficientes para manter um corpo saudável. Além disso, uma dieta rica em proteínas e fibras promove o controlo de peso e regula os processos de excreção de resíduos, que podem causar desconforto ou doenças.

E mais, se planear reinventar o seu estilo de vida baseado na dieta Paleo, precisará de dizer adeus ao queijo, álcool, batatas fritas, café, doces e outras comidas não naturais que podem ter um efeito duradouro negativo num corpo de uma pessoa.

Em vez disso, substitua essas comidas pecaminosas com substitutos saudáveis como batatas fritas de vegetais, salada de atum ou batidos de fruta naturais e sem açúcar. O seu corpo irá definitivamente atingir um bem-estar ideal, comendo alimentos mais próximos do seu estado natural.

A melhor maneira de iniciar uma dieta Paleo é verificar os bens alimentares na sua cozinha. Terá que decidir que alimentos devem ser mantidos na sua dieta e quais não saudáveis deverá deitar fora. A partir daí, cria uma lista de compras com ingredientes Paleo amigáveis que servirão como guia, enquanto compra alimentos no supermercado ou no mercado.

Uma parte essencial de se tornar Paleo é planear as suas refeições. Quer esteja ocupado no escritório ou em casa o dia todo, as suas refeições devem continuar ricas em fibras e proteínas. Felizmente, este livro tem muitas receitas da dieta Paleo que o ajudará a criar deliciosas refeições para o seu almoço ou para qualquer altura do dia.

Capítulo 2 Importância do almoço na dieta Paleo

O plano da dieta Pelo consiste em 4 refeições principais. O seguinte é apenas um exemplo de um plano diário de refeições de uma pessoas que está a tentar gerir a sua saúde sob o programa Paleo:

- Pequeno-almoço: Queques de abóbora
- Almoço: Costelas de lombo de porco assadas com salada verde
- Lanche: salada de frutas
- Jantar: Rolo de carne Paleo com salada de tomate

Irás notas que o almoço e o jantar são as refeições mais pesadas no plano da dieta Paleo. Estas refeições são necessárias para manter as funções corporais durante o dia. Saltar refeições é um não-não na dieta Paleo, pois poderá causar comerem demasiado quando as pontadas de fome começarem a ser sentidas.

Isto leva-nos a focar na refeição mais importante do dia, que é frequentemente ignorada ou negligenciada, e essa é o almoço. Como é que algumas pessoas não encontram valor nos intervalos de almoço e recorrem a refeições sem sentido ou mesmo não almoçando?

Almoçar é importante para o corpo humano. Refeições no meio do dia fornecem energia que irá durar durante todo o dia. O teu corpo e cérebro irá continuar a coordenar melhor com vitaminas e minerais que o almoço fornece.

Além disso, comer um almoço saudável ajuda a regular os níveis de açúcar e a pressão sanguínea. Terás menos vontade de comer e uma rotina alimentar mais disciplinada. Quando efetuado corretamente, almoços regulares podem realmente ajudar a controlar o surgimento de doenças do estilo de vida, como a diabetes e a hipertensão.

Agora que já discutimos o significado de ter intervalos de almoço no meio do dia, como alguém pode alcançar o bem-estar ao preparar pratos saudáveis para o almoço?

O estilo de vida acelerado de hoje em dia é caracterizado por hábitos alimentos perigosos. Algumas pessoas poderiam comer um duplo cheeseburger e beber uma coca-cola ao almoço, enquanto outros optariam por saltar o almoço e fazer o restante do trabalho, durante os intervalos do meio do dia.

Além disso, as refeições de almoço disponíveis nas escolas, escritórios ou restaurantes estão polvilhadas com quantidades excessivas de açúcar, sal ou gordura. Os almoços tornaram-se um terreno fértil para problemas de saúde, que parecem passar despercebidos.

A dieta Paleo tem como objetivo, renovar a forma como as pessoas preparam e comem as suas refeições de meio do dia. A dieta traz-nos de volta ao básico de alimentos nutritivos e à realidade, que os humanos podem sobreviver sem bens alimentares processados, tais como: queijo, doces, cachorro-quente e cereais.

Em vez de comer alimentos pecaminosos no refeitório, porque não preparar rápidos e fáceis, almoços Paleo, que irão ajudar a baixar os níveis de colesterol e promover a perda de peso? Tudo o que precisa é de alguns minutos de preparação para encher a sua lancheira com comida deliciosa, que é realmente boa para si.

Antes de começar a preparar as refeições de almoço para a semana, faça a sua pesquisa e saiba que ingredientes podem ser utilizados para fazer pratos da dieta Paleo e quais os bens alimentares que terão que ser evitados, para longe, da sua despensa.

Capítulo 3 Armazena a tua cozinha com alimentos da dieta Paleo

Para o ajudar a reinventar os seus hábitos alimentados do meio do dia e seguir uma dieta Paleo, aqui têm uma lista de bens alimentares saudáveis que devem ter na despensa da sua cozinha:

- Carnes magras - bacon, frango, peru, carne bovina, coelho, bisonte, codornizes, cordeiro, ganso, rena
- Ovos - ovos de galinha, ovos de pato, ovos de ganso, ovos de codornizes
- Peixe e marisco - salmão, sardinhas, truta, tilápia, camarões, amêijoas, escalopes, ostras, caranguejos, bacalhau, peixe walleye, cavala, mexilhões
- Vegetais - vegetais menos ricos em amido como o abacate, cenouras, espinafres, aipo, curgete, tomates, chuchu, couve-flor, repolho, couve-de-bruxelas, cebolinha, beringelas, pimentão, espargos, abóbora, quiabo, beterraba, nabos, rúcula, alface, couve

- Cogumelos - porcini, portobello, shiitake, botão, canterelo
- Frutos - mirtilos, morangos, amoras, limões, limas, mangas, laranjas, melancia, pêssegos, bananas, pêras, maças, lichias, ameixas, melão, romãs, kiwi, cerejas, papaia
- Óleos naturais - azeite virgem extra, óleo de coco, óleo de abacate, óleo de macadâmia, óleo de noz
- Nozes e sementes - avelãs, nozes, pinhões, castanhas, cajus, amêndoas, sementes de girassol, sementes de sésamo, sementes de abóbora
- Ervas e especiarias - tomilho, alecrim, manjericão, oregãos, estragão, coentros, alho, gengibre, cebolas, pimenta, sal marinho, sementes de mostarda, canela, páprica, pimenta-de-caiena, flocos de piripiri, açafrão
- Bebidas - água, batidos de frutas, batidos de vegetais, sumos de fruta natural

Pode notar que os condimentos como molho de soja, maionese e ketchup não serão encontrados na lista de bens alimentares Paleo. Isto aconteceu porque condimentos contendo muito sal e açúcar, não são saudáveis para digerir.

Este livro fornece receitas saudáveis, com condimentos feitos por você, que são ainda mais saborosos do que os temperos que compramos em garrafas ou latas. Estes condimentos caseiros vão tornar os pratos de almoço mais saborosos e satisfatórios.

Tome nota, aqui tem um inventário de bens alimentares que são restritos na dieta Paleo:

- Carnes processadas - fiambre, mortadela, salame, cachorro-quente, hambúrguer de fast food, presunto condimentado, refeição de carne enlatada, salsichas enlatadas
- Grãos - arroz (mesmo arroz integral), pão, queques, aveia, milho, cereais, sanduíches, panquecas, bolachas, biscoitos, massas
- Lacticínios - requeijão, queijo fresco, manteiga, creme, leite, pudim, pasta de queijo, molhos, gelados, iogurtes

- Bebidas - coca-cola, sumos de fruta artificiais, bebidas energéticas, café, bebidas de chocolate, vodka, rum, tequila, cerveja, whiskey
- Vegetais com amido - batatas, mandioca, inhame
- Leguminosas - feijão, feijão branco, feijão preto, vagem, grão-de-bico, favas, feijão frade, ervilhas tortas, amendoins, soja, manteiga de amendoim, tofu, miso
- Doces e lanches - barra de chocolate, guloseimas, marshamallows, bolos, xaropes, pretzels, cupcakes, batatas-fritas de pacote, pipocas, batatas fritas

Criar um almoço de Paleo requer muito foco e disciplina. É conveniente usar alimentos não saudáveis para preparar as suas refeições, mas lembre-se sempre que colocar porcaria no seu corpo é prejudicial para o seu bem-estar geral.

Felizmente, existem muitas receitas que promovem a forma de comer saudável à maneira Paleo. Esses pratos permitem que tenham um melhor corpo, uma mente focada e uma disposição mais feliz na vida.

A dieta Paleo mantém-se fiel ao ditado "és o que comes."

Os capítulos seguintes contém receitas de ovos, carne, vegetais e peixe que promovem a forma de comer Paleo. Igualmente, irá aprender como preparar bebidas, sobremesas e condimentos, saudáveis e deliciosos, que farão os seus almoços ainda mais agradáveis.

Capítulo 4 Receitas Paleo de ovos

Os ovos são uma grande fonte de proteína para os defensores do Paleo. Contêm vitamina D e todos os aminoácidos essenciais para o corpo humano. Estudos mostram que um consumo saudável de ovos, diminui o risco de doenças do coração e cancro da mama. Abaixo, encontram receitas saudáveis e satisfatórias de almoço, para apreciar.

Salada de ovo saudável

- 6 ovos orgânicos de tamanho médio, bem cozidos
- ½ pimentão verde, cortado
- 2 talos de aipo, cortados
- 4 folhas de cebolinho, cortadas finamente
- ¼ de chávena de salsa fresca, picada
- 2 colheres de sopa de mostarda
- 6 colheres de sopa de maionese caseira
- sal e pimenta a gosto

Instruções:

Retire a casca dos ovos cozidos. De seguida, corte os ovos em pedaços pequenos. Numa grande tigela, misture a maionese e a mostarda. Junte os ovos, o pimentão verde, o cebolinho, o aipo e a salsa na tigela, e mexa bem. Junte o sal e a pimenta a gosto.

Ovos no ninho

- 3 ovos orgânicos de tamanho médio
- 1 abóbora, descascada e ralada
- ½ cebola branca, finamente cortada
- 1 colher de sopa de salsa
- 1 dente de alho, picado
- 4 colheres de sopa de azeite
- sal e pimenta a gosto

Instruções:

Pré-aqueça uma frigideira com uma colher de sopa de azeite. Numa tigela, junte a abóbora com a cebola branca. Junte na frigideira uma 1/3 de uma colher da mistura e tempere com sal e pimenta. Pressione o "ninho" de abóbora e cebola e crie um poço no meio, usando uma colher. Parta um ovo e solte-o no centro do ninho, depois cubra a frigideira até que o ovo fique bem cozinhado.

Assim que o ovo esteja cozinhado, retire o ninho da frigideira e coloque-o num prato, polvilhe com salsa por cima antes de o servir. Faça o mesmo procedimento com os restantes ingredientes.

Ovos com bacon e espinafres

- 4 ovos orgânicos de tamanho médio
- 1 abacate inteiro, cortado em fatias
- ½ cebola branca, cortadas
- 5 tiras de bacon magro
- 1 dente de alho, esmagado
- 1 chávena de folhas de espinafre, picadas

Instruções:

Numa panela anti-aderente, cozinhe o bacon até que fique crocante. Remova o bacon e o seu óleo da panela mas retenha uma fininha camada da gordura do bacon para fritar. Baixe o calor e refogue o alho, a cebola e os espinafres até que as folhas murchem. Retire o espinafre da panela e coloque-o num prato.

Na mesma panela, frite os ovos com os sumos do bacon e dos vegetais. Após os ovos estarem cozinhados, coloque-os sobre o espinafre e depois cubra com o bacon e as fatias de abacate.

Frittata de vegetais

- 10 ovos orgânicos de tamanho médio, batidos
- 2 colheres de sopa de azeite
- 1 beringela, cortada
- ½ pimentão verde, picado
- ½ cebola vermelha, picada
- 2 dentes de alho, picados
- 1 tomate, sem sementes e cortado
- ½ colher de chá de sal
- ¼ colher de chá de pimenta moída

Instruções:

Coloque o azeite numa panela quente. Ponha a beringela, o pimentão verde, a cebola, o alho, sal e pimenta moída na panela e refogue até que os vegetais estejam cozinhados. A seguir, adicione o tomate cortado e cozinhe por 5 minutos ou até que o líquido se evapore. Assim que a misture esteja seca, deite os ovos e mexa devagar. Cubra a panela e cozinhe por 15-18 minutos, em baixo lume.

Assim que a frittata esteja pronta, vire-a para um prato e coloque-a de cabeça para baixo, ficando a parte de baixo da frittata para cima.

Ovos mexidos com salmão

- 3 ovos orgânicos grandes
- 1 colher de sopa de água
- 4 onças de salmão fumado, cortado em pedaços pequenos
- ½ abacate, picado
- 4 folhas de cebolinha, moídas
- 1 colher de chá de azeite
- sal e pimenta a gosto

Instruções:

Acrescente o azeite numa frigideira quente. Numa pequena tigela, bata os ovos e junte com a água até formar espuma. Coloque a mistura dos ovos na frigideira e misture o salmão. Mexa constantemente a mistura do ovo com o salmão até que os ovos fiquem fofos e cozinhados. Coloque-os num prato de servir e por cima ponha as fatias de abacate, a cebolinha e a pimenta.

Capítulo 5 Receitas Paleo de carne, porco e ave

Contrariamente à crença popular, consumir carne de animal nem sempre nos leva a ter níveis de colesterol alto. Cortes finos de carne de animal, alimentada por pasto, contem ómega 3, o que ajuda a diminuir o colesterol e a reduzir doenças do coração.

Hambúrgueres de carne

- 1 quilo de carne de bovino alimentada por pasto, magra
- ½ cebola vermelha, picada finamente
- 1 colher de chá de azeite
- ½ colher de chá de sal
- ½ colher de chá de pimenta
- folhas de alface e tomate fatiado

Instruções:

Numa tigela de mistura, combine a carne de bovino, cebola, sal e pimenta Forme bolas do tamanho da mão da mistura e depois forme bifes de hambúrguer. Coloque o azeite numa panela quente. Coloque os bifes de hambúrguer na panela e loure dos dois lados. Assim que os bifes estejam cozinhados, sirva-os numa cama de alface e tomates fatiados. Pode também embrulhar os hambúrgueres dentro das folhas de alface.

Teriyaki de frango

- 1 quilo de peito de frango sem pele, desossado e em quadrados de porções pequenas.
- 1 colher de sopa de azeite
- 1 cebola branca, cortada
- 1 pimentão verde, picado
- 1 chávena de ananás, cortados
- 2 colheres de sopa de flocos de coco ou tempero sem soja.
- 1 alface romana inteira
- sal e pimenta a gosto

Instruções:

Tempere os peitos de frango com sal e pimenta. Coloque uma panela a lume médio e aqueça o azeite. Acrescente o frango, as cebolas e os flocos de coco, cozinhando por 10 minutos. Acrescente o pimentão verde e o ananás e cozinhe até que o frango e os vegetais estejam tenros. Coloque o frango teriyaki em cima das folhas da alface romana.

Costeletas de porco assadas

- 4 costeletas de lombo de porco alimentado por pasto
- 4 colheres de sopa de óleo de coco
- 1 cebola branca, cortada finamente
- 1 pimentão vermelho, cortado finamente
- ¼ colher de chá de sal
- ¼ colher de chá de pimenta moída
- ¼ colher de chá de salva
- ¼ colher de chá de tomilho
- ¼ colher de chá de paprica

Instruções:

Misture o sal, a pimenta moída, o tomilho, salva e paprica numa tigela. Coloque os lombos de porco na tigela e cubra-o com as ervas e especiarias. Numa panela quente, junte o óleo de coco. Assim que o óleo estiver quente, coloque as costeletas de porco na panela e sele ambos lados até que fiquem dourados.

Remova as costeletas de porco da panela e coloque-os numa folha de alumínio. Coloque a cebola e o pimentão em cima do porco, e feche a folha. Coloque a folha fechada numa assadeira e leve-a ao forno por 30 minutos até que o porco fique tenro.

Peru com molho de maça

- 4 pedaços de 6 quilos de peito de peru
- 1 colher de sopa de óleo de coco
- ½ chávena de sumo de maça, não adoçado
- ¾ chávenas de caldo de frango
- 1 colher de chá de gengibre, picado
- 2 dentes de alhos, picados
- 4 colheres de chá de estragão fresco, picado
- ¼ colher de chá de sal
- ¼ colher de chá de pimenta moída

Instruções:

Coloque as costeletas de peru num prato e tempere com sal e pimenta. Numa tigela de mistura, combine o sumo de maça, alho, gengibre, caldo de frango e estragão.

Coloque a mistura de maça de parte. Coloque uma panela sobre lume médio e coloque o óleo de coco. Sele os peitos de peru de cada lado, até que fiquem dourado e reserve. Baixe o lume e acrescente a mistura de maça na panela. Após o molho ter fervido e reduzido, coloque de novo as costeletas de peru na panela e cozinhe em lume brando, até que o peru e o molho estejam prontos.

Salada de frango

- 1 chávena de peito de frango, cozinhado e cortado
- 1/3 chávena de maionese caseira
- 1 colher de sopa de sumo de limão
- 1 chuchu, cozido e picado
- ½ chávena de pimentão verde, cortado
- 3 folhas de cebolinho, picado finamente
- 1 colher de sopa de salsa fresca, picada finamente
- sal e pimenta a gosto

Instruções:

Numa tigela média, misture todos os ingredientes. Mexa suavemente a salada de frango para que consiga envolver a maionese. Sirva esta salada quente ou fria.

Capítulo 6 Receitas Paleo de peixe e marisco

Peixes da dieta Paleo, como a truta e o salmão contêm ácidos gordos de ómega 3 que são bons para o coração. Além disso, marisco é baixo em gordura saturada e contem vitamina B12, que ajuda a manter um sistema nervoso saudável.

Camarões picante

- ½ quilo de camarões, descascados e sem tripa
- 2 colheres de sopa de óleo de coco
- 2 colheres de sopa de alho em pó
- 2 colheres de sopa de chili em pó
- ¼ colher de chá de pimenta caiena
- ½ colher de chá de salsa
- ¼ colher de chá de pimenta moída

Instruções:

Aqueça a sua panela sobre um lume médio com o óleo de coco. Assim que a panela esteja quente, acrescente os camarões e deixe refogar por 2 minutos. Depois disso, coloque o alho em pó, o chili em pó, a pimenta caiena, a pimenta moída e a salsa nos camarões. Cozinhe por uns minutos até que o camarão esteja com uma cor cor-de-rosa.

Salada de atum

- 2 latas de atum, preferencialmente embebidos em água
- 2 colheres de chá de azeite
- 1 chávena de azeitonas verdes, sem caroço e picadas
- 2 alhos franceses, picados
- 2 colheres de sopa de alcaparras lavadas
- 1 abacate aos cubos
- ½ chávena de sumo de limão
- 1 colher de chá de flocos de chili
- 1 cabeça de alface icebergue

Instruções:

Misture todos os ingredientes numa tigela de salada e mexa suavemente os ingredientes até que o sumo de limão e o azeite esteja todo envolvido. Coloque a salada de atum num recipiente e refrigere. Pode colocar a salada numa cama de folhas de alface icebergue, antes de servir.

Peixe em molho de caril

- 1 quilo de peixe-galo, cortado em porções de 1 polegada
- 2 colheres de sopa de pasta de caril
- ½ couve, cortada em tiras
- 1 lata de leite de coco de tamanho médio
- 2 cenouras julianas
- ½ chávena de coentros frescos, picado finamente

Instruções:

Coloque a pasta de chili e o leite de coco numa panela larga e cozinhe sobre lume médio, por 3 minutos. A seguir, acrescente a couve e as cenouras e deixe cozinhar por outros 4 minutos. Por fim, acrescente o peixe-galo e cubra a panela, cozinhe em lume brando por 5 minutos. Sirva o caril de peixe com coentros frescos por cima.

Camarões em óleo de coco

- 1 quilo de camarões, lavados mas não descascados
- 1 lata de leite de coco de tamanho médio

- 2 dentes de alho, picados
- 1 colher de sopa de gengibre, descascada e picada
- ½ colher de chá de sal
- ½ colher de cá de pimenta moída

Instruções:

Numa panela larga, coloque os camarões, o gengibre, os dentes de alho, sal, pimenta moída e leite de coco e deixe-os ferver. Mexa a mistura continuamente e depois reduza o lume. Cozinhe em lume brando por 15 minutes até que o leite de coco tenha reduzido. Lembre-se de retirar a casca dos camarões antes de comer.

Salada desconstruída de sardinha e vegetais

- 1 lata ou garrafa de sardinhas, embebidas em azeite
- ½ cebolas vermelhas, picadas finamente
- 5 tomates desidratados, picados
- 1 colher de chá de sumo de limão
- ½ colher de chá de pimenta moída
- 1 colher de sopa de maionese caseira
- ½ pimentão vermelho, picado

- 1 talo de aipo, picado
- ½ abacate, cortado
- 6 tomates cherry

Instruções:

Amasse as sardinhas numa tigela e depois misture os tomates desidratados, cebola, sumo de limão, pimenta moída e maionese. Coloque a salada de sardinha num prato e guarneça a refeição com salada de tomate, abacate, aipo e pimentão.

Capítulo 7 Receitas Paleo vegetarianas

Os nossos ancestrais homens das cavernas nem sempre comiam carne. Se eles estivessem impossibilitados de caçar animais, eles provavelmente recorriam a refeições de vegetais e frutos. Isto prova o facto que os humanos podem ser Paleo vegetarianos, e ainda terem vitaminas e nutrientes suficientes para suster um corpo saudável.

Mistura de batata doce e couve-flor

- 1 batata doce em cubos
- 1 cabeça de couve-flor cortada em pedaços pequenos
- 1 cebola branca, cortada
- 4 colheres de sopa de azeite
- 1 ½ colher de sopa de pimenta caiena
- 1 colher de chá de oregãos, secos
- 1 colher de chá de flocos de chili
- 1 colher de sopa de pó de paprica
- sal e pimenta a gosto

Instruções:

Misture a couve-flor, batata doce, cebolas e as ervas com as especiarias numa assadeira. Coloque a assadeira num forno pré-aquecido a 375 graus e cozinhe por 35 minutos até que a batata doce fique macia quando perfuradas com um garfo.

Esparguete de cenoura e curgete

- 1 cenoura juliana
- 1 curgete juliana
- ½ chávena de pasta de tahini
- ¾ chávena de sumo de laranja
- ½ abacate, amassado
- 5 folhas de manjericão
- 1 colher de chá de pimenta caiena
- ½ chávena de folhas de coentro, picadas
- 1 colher de chá de sementes de papoila

Instruções:

Num recipiente, polvilhe algum sal sobre as fatias de cenoura e curgete e reserve por 15 minutos. Assim que o excesso de água surja, coloque os vegetais num escorredor para os escoar. Lave e esprema gentilmente os líquidos restantes dos macarrões de vegetais.

Coloque o sumo de laranja, tahini, coentros e manjericão num liquidificador e misture gentilmente. Acrescente a pimenta caiena com moderação.

Numa tigela de salada, misture os macarrões de vegetais com o tempero de tahini. Misture o puré de abacate e por cima coloque as sementes de papoila.

Pizza vegetariana

Cobertura:
- ½ chávena de tomates cherry, fatiados
- 2 colheres de sopa de pasta de tomate
- 1 curgete, fatiada finamente
- 1 chávena de cogumelos fatiados finamente
- ½ chávena de azeitonas pretas, fatiadas
- ¼ chávena de salsa fresca, picada

Base:
- 2 ovos de tamanho médio
- 2 chávenas de couve-flor, picadas finamente
- ¾ chávena de amêndoas, picadas finamente
- 1 colher de sopa de fermento
- 1 colher de chá manjericão, seco
- 1 dente de alho, picado
- ¼ colher de chá de sal

Instruções:

Para fazer a base, pique a couve-flor num processador até que fique granulado. Retire o granulado de couve-flor e enxague em água quente, depois coloque no escorredor para escoar. Numa tigela larga, misture a couve-flor com os ovos, fermento, amêndoas, alhos picados, sal e manjericão. Unte o tabuleiro da pizza com azeite e depois coloque a base de couve-flor por cima. Pressione a mistura até aos lados, amassando-a num formato de pizza. Cozinhe num forno pré-aquecido a 180 graus, por 20 minutos.

Para fazer a cobertura, misture os tomates cherry, a pasta de tomate, curgete, cogumelos, azeitonas e salsa. Espalhe a cobertura sobre a base e cozinhe por 10 minutos.

Salada de abóbora e beringela

- 2 beringelas
- 2 chávenas de abóbora, fatiadas
- 2 curgetes
- 1 cebola vermelha, fatiada finamente
- 2 chávenas de folhas de espinafres

- 1 ½ chávenas de tomates de cereja, fatiados

Tempero:

- ½ chávena de sumo de limão
- 3 colheres de chá de azeite
- 1 dente de alho, picado finamente
- sal e pimenta a gosto

Instruções:

Coloque a beringela, abóbora e curgete num tabuleiro de assar e asse por 1 hora. Retire os vegetais do forno e permita que eles arrefeçam. Depois dos vegetais cozinhados estarem bons ao toque, retire a polpa da abóbora e pique a beringela e a curgete.

Numa tigela larga, misture os tomate cherry, cebola e espinafres juntamente com os vegetais. Chuvisque com o tempero preparado para a salada, antes de servir.

Tacos Mexicanos Vegan

- 2 abacates, sem casca e cortados
- ½ chávena de sumo de limão fresco
- ¼ chávena de sumo de lima fresco
- 5 tomates cherry, fatiados

- 1 chávena de folhas de coentros, picadas finamente
- Folhas pequenas de alface
- 1 beterraba, cortada às tiras
- 1 cenoura juliana
- ½ colher de chá de pimenta caiena
- sal e pimenta moída a gosto

Instruções:

Amasse o abacate numa tigela de mistura, juntamente com a pimenta caiena, sumo de lima, sumo de limão, sal e coentros. Dobre nos tomate cherry na mistura do abacate mas não os amasse. Ponha umas folhas de alface e depois uma camada da mistura de beterraba, cenoura e abacate. Para comer este único taco vegan, dobre dentro das folhas de alface os vegetais e a camada de abacate.

Capítulo 8 Bebidas e sobremesas Paleo

O plano da dieta Paleo sugere fortemente que a água é a melhor bebida para o corpo humano. Mas se sentir vontade de beber ou comer algo mais doce depois da refeição de almoço, estes smoothies naturais, batidos e sobremesas irão certamente satisfazer os seus desejos.

Salada de fruta

- 1 maça, cortada
- 1 laranja, descascada e aos cubos
- 1 pêra, aos cubos
- ½ chávena de nozes, picada
- ½ colher de chá de canela em pó
- 2 colheres de sopa de sumo de limão

Instruções:

Coloque a maça, pêra e laranja numa taça e misture as nozes, sumo de limão e canela em pó. Envolva a salada de fruta e refrigere antes de servir.

Batatas fritas de Maça natural

- 3 maças de tamanho médio, descaroçadas e finamente fatiadas

- 2 chávenas de sumo de maça
- 1 pau de canela
- Uma pitada de canela em pó

Instruções:

Coloque o pau de canela e o sumo de maça numa caçarola e ferva em lume forte. Assim que o sumo de maça tenha fervido, levemente reduza o lume e adicione as fatias de maça. Coza as maças por 5 minutes até que fiquem translucidas. Desligue o lume e remova, suavemente, as fatias de maça da caçarola para um pano de cozinha seco. Assim que as fatias de maça estejam secas, coloque-as numa assadeira. Polvilhe com pó de canela e asse no forno a 250 graus por 40 minutos.

Macaroons doidos

- 1 ½ chávena de amêndoas, finamente picadas
- 2 claras de ovo
- ½ chávena de mel
- 1 colher de chá de raspas de limão
- 1 colher de chá de sumo de limão
- Uma pitada de canela moída

Instruções:

Numa taça, misture as claras de ovo batidas, as rapas de limão e canela moída. De seguida, adicione o sumo de limão e o mel, e bata a mistura vigorosamente. Lentamente adicione as amêndoas até que os ingredientes estejam bem misturados.

Pré-aqueça o forno a 250 graus. Forre uma assadeira com papel vegetal e coloque uma colher de sopa cheia de macaroons na folha. Asse por 30 minutos.

Smoothie de morango e lima

- 1 ½ chávena de morangos congelados
- 1 colher de sopa de sumo de lima.
- 2 chávenas de leite de coco
- Cubos de gelo

Instruções:

Coloque os morangos, sumo de lima, leite de óleo e alguns cubos de gelo numa misturadora e misture até que forme um smoothie.

Batido de gengibre

- 1 gengibre do tamanho de 3 polegadas.
- 1 pepino, picado
- ½ chávena de coentros, picados

- 2 colheres de sopa de sumo de lima
- 5 pedaços de ananás

Instruções:

Numa misturadora, combine o pepino, sumo de lima e coentros. Misture com o gengibre e o ananás e misture bem até que fique um batido. Pode adicionar algumas colheres de sopa de água, para tornar um batido menos espesso.

Capítulo 9 Condimentos caseiros para os almoços Paleo

Como mencionado no capítulo 3, aqui encontra rápidas e fáceis receitas de condimentos, que irão adicionar mais sabor aos pratos de almoço:

Maionese saudável:

- 1 grande ovo orgânico
- 1 dente de alho, esmagado
- ½ colher de chá de sumo de limão
- 1 chávena de azeite
- ¼ colher de cá de mostarda seca

Instruções:

Numa misturadora, suavemente misture o ovo, dente de alho e sumo de limão. Adicione uma gota de azeite e misture por 30 segundos. Alternadamente, adicione umas gotas de azeite e pulse a misturadora até que a maionese é formada. Sirva a maionese com a sua salada de ovo ou com o bife de hamburger magro.

Molho de salada verde

- 1 abacate, fatiado
- 1 colher de sopa de sumo de limão
- 1 colher de sopa de vinagre de cidra de maça
- 2 colheres de sopa de azeite virgem
- 1 chávena de água
- 5 gotas de mel
- ½ colher de chá de sal marinho
- ½ colher de chá de tomilho

Instruções:

Misture todos os ingredientes na misturadora até que o molho fique cremoso. Use este molho para cobrir as suas saladas ou como um dip saudável.

Molho saudável

- 2 abacates, picados
- 3 tomates, descaroçados e picados
- 1 pimento jalapeño, com sementes e picado
- ½ cebola vermelha, cortada
- 1 chávena de coentros, finamente picados
- 2 colheres de sopa de sumo de limão
- 1 manga madura, cortada

Instruções:
Coloque todos os ingredientes numa grande tigela e misture-os bem. Sirva este molho com saudáveis batatas fritas de vegetais ou como molho para as suas saladas.
Ketchup caseiro

- 1 chávena de pasta de tomate
- 1/3 chávena de água
- 2 colheres de sopa de vinagre
- ¼ colher de chá de sal
- ¼ colher de chá de pimenta caiena
- ¼ colher de chá de mostarda seca
- ¼ colher de chá de canela
- ¼ colher de chá de pimenta-da-jamaica

Instruções:
Misture todos os ingredientes numa tigela e coloque no frigorifico durante a noite. Este ketchup saudável irá adicionar sabor às suas refeições de almoço, sem calorias e sódio extra.
Molho de churrasco

- 2 colheres de sopa de óleo de coco
- 1 chávena de pasta de tomaste

- 2 colheres de sopa de vinagre de cidra de maça
- ¼ chávena de chalotas, finamente picadas
- 3 dentes de alho, picados
- 1 chávena de sumo de laranja fresco
- ½ colher de chá de paprica
- ½ colher de chá de mostarda seca
- 1 colher de chá de sal
- ½ colher de chá de pimenta moída

Instruções:

Aqueça o azeite num tacho, em lume médio. Coloque o alho e as chalotas numa panela e salte-os até ficarem suaves. Adicione a pasta de tomate, o vinagre, sumo de laranja, pimenta, paprica, sal e mostarda; cozinhe em lume brando por 20 minutos enquanto mexe sem parar. Use este molho de churrasco para marinar ou para regar as suas carnes ou peixe grelhados .

Capítulo 10 Reinventa a tua vida ao modo Paleo

Mudar o seu estilo de vida para melhorar a sua saúde e bem-estar não é uma tarefa fácil. Os seres humanos estão predispostos a fazer coisas baseado nos hábitos e aplicando mudanças, especialmente aos nossos hábitos alimentares, e poderá trazer emoções de medo ou desconforto.

No entanto, renovar o seu compromisso de comer saudável é possível. A dieta Paleo ensina-nos a simplificar a nossas escolhas alimentares, levando-nos à natureza para escolher os ingredientes. Se os nossos antepassados conseguiram sobreviver sem laticínios, então porque nós não conseguimos?

Além disso, mover o seu corpo é tão essencial quanto comer pratos saudáveis Paleo. Porque não se inscrever num ginásio perto ou ir andar de bicicleta pelas redondezas? O exercício desempenha um papel importante na obtenção de um corpo tonificado e uma visão renovada da vida.

Lembre-se que adotar um estilo de vida Paleo é necessário coragem e compromisso. Os defensores da Paleo são suficientes bravos para resistir às tentações alimentares não saudáveis porque eles levam o seu plano alimentar muito a sério. Eles sabem que a longo prazo, um estilo de vida Paleo é o que os faz manter saudáveis e felizes.

Se está a planear em adotar uma vida Paleo, experimente as receitas de almoço deste livro e irá encontrar-se a comer alimentos que são benéficos para o seu corpo. Igualmente, seja mais criativo com os seus pratos e tome a liberdade de efetuar algumas modificações às receitas, com base dos itens alimentares da lista Paleo.

Além disso, poderá ser melhor conseguir alguém, como um membro da família, a juntar-se para experimentar a dieta Paleo. Ter alguém que o acompanhe no seu novo estilo de vida, irá beneficiar ambos, em termos de motivação e manter-se no caminho certo. Irá verificar que, abraçar o modo de vida Paleo, afinal poderá não ser tão difícil.

Então, comece a preparar esses almoços saudáveis e aproveite a sua viagem rumo ao bem-estar ideal.

Conclusão

Mais uma vez obrigado por transferir este livro!

Eu espero que este livro seja um recurso precioso para o seu inicio no caminho da dieta Paleo.

Os próximos passos são:

1. Rever novamente o livro e tomar notas das áreas particulares que achou mais úteis e informativas;

2. Rever os recursos da lista da dieta Paleo para informações úteis adicionais, ao iniciar o seu caminho Paleo.

3. Começar a incorporar as refeições Paleo na sua agenda semanal de refeições. Não converta tudo de uma só vez, falando por experiência, é mais fácil efetuar uma transição lenta num período de 2 a 3 semanas; e

4; Por fim, encontre uma ou duas receitas favoritas e comece a levar as coisas para o próximo nível. O seu corpo irá amá-lo por isso!

Parte 2

Sanduíche de abacate e cogumelo Portobello

Serve 2 pessoas

Ingredientes:

450 gramas de bacon em fatias

4 fatias grossas de abacate

Folhas de alface

4 cogumelos Portobello grandes, sem as hastes

Modo de fazer:

Aqueça a frigideira em fogo baixo. Coloque o bacon e frite até ficar crocante ou a seu gosto.

Retire o bacon com uma escumadeira e reserve. Deixe a gordura que sobrar na frigideira.

Coloque os cogumelos na frigideira e frite por alguns minutos.

Retire os cogumelos da frigideira e coloque no prato. Coloque dois cogumelos em folhas de alface. Coloque as fatias de abacate e bacon por cima. Cubra com mais folhas de alface

Sirva imediatamente.

Panquecas com farinha de coco

Serve 4 pessoas

Ingredientes:

1/2 xícara de farinha de coco fina

6 ovos grandes

1/2 xícara de leite de coco

1/2 colher de chá de creme tartar

2 colheres de sopa de mel orgânico

1 colher de chá de extrato de baunilha

1/4 de colher de chá de bicarbonato de sódio

4 colheres de sopa de óleo extra virgem de coco

1/4 de colher de chá de sal marinho

Mel orgânico para regar

Modo de fazer:

Numa vasilha, coloque o óleo de coco e o mel. Misture bem até obter uma mistura cremosa.

Adicione um ovo por vez. Bata bem até que fique com consistência lisa.

Coloque a farinha de coco e misture tudo até que fique homogêneo.

Adicione o bicarbonato, o creme tartar e o sal. Misture. Faça isso delicadamente.

Coloque um pouco de manteiga numa frigideira antiaderente. Coloque cerca de uma colher de sopa da massa (você pode colocar mais massa se quiser panquecas maiores).   Asse até a parte de baixo começar a escurecer. Vire. Asse do outro lado.

Repita o processo até terminar a massa.

Sirva com o mel orgânico.

Panquecas de banana com manteiga de amêndoas

Serve 1 pessoa

Ingredientes:

1 banana amassada

2 ovos batidos

1 porção generosa de manteiga de amêndoas

Gotas de chocolate amargo (opcional)

Manteiga em spray

Modo de fazer:

Coloque todos os ingredientes (menos as gotas de chocolate) numa vasilha e misture bem.

Aqueça uma frigideira em fogo médio. Borrife a manteiga em spray. Coloque a massa na frigideira .Faça a panqueca no tamanho desejado. Quando a parte de baixo estiver assada, vire e asse do outro lado.

Jogue as gotas de chocolate sobre as panquecas e sirva.

Ovos mexidos italianos
Serve 2 pessoas
Ingredientes:
4   ovos
1 cebola picada
1/2 abacate descascado e fatiado
3 xícaras de couve picada
1 xícara de tomates-cereja
1/2 colher de chá de alecrim picado
2 colheres de sopa de vinagre balsâmico
1 colher de chá de óleo de coco
Sal a gosto
Pimenta a gosto
Água o quanto baste

Modo de fazer:
Aqueça uma frigideira em fogo médio alto.
Coloque o óleo. Quando o óleo esquentar,
coloque as cebolas e frite até ficarem
claras.
Adicione a couve, água, sal e os tomates
Cubra e deixe no forno por cerca de 3 a 4
minutos. Retire a tampa e amasse
levemente os tomates com uma colher.

Quebre os ovos por cima, salpique sal e pimenta e misture tudo. Frite até que esteja a seu gosto.

Coloque o vinagre por cima. Mexa e sirva com as fatias de abacate.

Capítulo 2: Receitas de refeições Paleo

Costelas de porco Cajun com coco

Serve 2 pessoas

Ingredientes

2 costelas de porco

1 cebola pequena, cortada

1/2 xícara de caldo feito com ossos de galinha

1/2 xícara de cogumelos fatiados

1/2 colher de sopa de *tempero Cajun (receita abaixo)

1 dente de alho picado

Gordura de bacon, óleo de coco ou ghee, o quanto baste

1/2 xícara de leite de coco

1/2 colher de chá de páprica defumada

Sal marinho a gosto

Pimenta moída fresca a gosto

Tempero Cajun

Modo de fazer:

Misture

2½ colheres de sopa de páprica doce

2colheres de sopa de sal marinho fino

2   colheres de sopa de **cebola** em pó

2colheres de sopa de alho em pó

1   colher de sopa de orégano seco

1colher de sopa de alecrim seco

1 colher de sopa de tomilho seco

1 colher de sopa de pimenta caiena em pó

1 colher de sopa de pimenta do reino moída

Modo de fazer

Salpique sal e pimenta sobre as costelas de porco

Esquente a frigideira em fogo médio. Adicione uma colher de sopa da gordura que estiver usando

Coloque as costelas e frite até ficar no ponto. Tire com uma escumadeira e reserve.

Na frigideira, coloque o alho e a cebola e frite até que as cebolas fiquem claras.

Adicione os cogumelos e frite até que fiquem macios.

Adicione o caldo e raspe o fundo da frigideira para remover os pedaços de alimentos que estiverem colados. Deixe ferver.

Adicione o tempero Cajun, sal, pimenta e a páprica e deixe no fogo por mais alguns segundos.

Coloque as costelas de porco e cubra a frigideira com a tampa.

Abaixe o fogo e deixe cozinhar até que a carne fique macia.

Adicione o leite de coco e deixe ferver por alguns minutos.

Sirva

Caçarola de frango e brócolis

Serve 2 pessoas
Ingredientes
30 gr de cogumelos fatiados
2 xícaras de buquês de brócolis cozidos no vapor
1/2 xícara de óleo de coco
1 1/2 xícara de frango cozido desfiado
1 cebola média picada
1 ovo
1 colher de sopa de óleo de coco, fracionada
1/2 xícara de caldo feito com carne de galinha
1/4 colher de chá de noz-moscada em pó
Sal a gosto
Pimenta em pó a gosto
Modo de fazer
Unte uma forma refratária com metade do óleo de coco e reserve.
Esquente uma panela em fogo médio. Coloque o restante do óleo de coco. Quando o óleo estiver quente, adicione as cebolas, sal, pimenta e deixe cozinhar até as cebolas ficarem escuras.

Adicione os cogumelos e frite por cerca de 5 minutos. Retire a frigideira do fogo e adicione o frango e o brócolis. Misture e transfira para a caçarola refratária.

Numa vasilha, bata o caldo de galinha, o leite de coco, o ovo, a noz-moscada e o sal. Jogue sobre a mistura que está na caçarola refratária

Leve a caçarola ao forno pré-aquecido a 180° por cerca de 35 a 30 minutos ou até que, ao mover a caçarola, o centro esteja assado-faça o teste do palito.

Retire do forno. Deixe esfriar por cerca de 10 minutos e sirva.

Pizza de abobrinha com linguiça de frango

Serve 4 a 6 pessoas

Ingredientes

2 abobrinhas cortadas em rodelas não muito finas

1/2 xícara de linguiça de frango, cozida e finamente cortada

1 colher de sopa de azeite de oliva

Sal a gosto

Pimenta em pó a gosto

1/4 xícara de molho marinara (feito com tomates, alho, ervas e cebola)

1/2 xícara de queijo parmesão sem lactose ralado

1 colher de sopa de tempero italiano (mistura de temperos feita com manjericão, orégano, alecrim e tomilho).

Modo de fazer:

Aqueça uma frigideira em fogo médio. Coloque o azeite. Quando o azeite esquentar, disponha as fatias de abobrinha por toda a frigideira. Faça apenas uma camada e deixe fritar até dar o ponto. Frite do outro lado. Frite as fatias em grupo.

Coloque as abobrinhas numa assadeira untada. Salpique sal e pimenta. Coloque um pouco do molho marinara, as fatias de linguiça, queijo e tempero italiano.

Pré-aqueça o forno e asse por alguns minutos, até que o queijo derreta.

Salada mexicana picante de frango

Serve 6 pessoas

Ingredientes

3 xícaras de peito de frango cozido e desfiado

1/3 de xícara de cebola roxa picada

3/4 de xícara de pimentão verde picado

2 pimentas (de sua preferência) picadas

1/2 colher de chá de cominho em pó

1 1/2 colher de chá de pimenta em pó

1/2 colher de chá de páprica

3 colheres de sopa de suco de limão

3/4 xícaras de maionese Paleo (ou mais, se desejar- *receita abaixo)

Sal marinho a gosto.

Pimenta moída fresca a gosto.

Modo de fazer:

Para a maionese Paleo:

Todos os ingredientes desta receita devem estar à temperatura ambiente.

3 unidades de gema de ovo

½ xícara de azeite de oliva

1 colher de sopa de vinagre ou suco de limão

1 colher de café de sal

1 colher de café de **mostarda**

Utilize o liquidificador para fazer esta receita. Enxágue o copo do liquidificador com água quente, seque, e bata as gemas de ovo por 1-2 minutos em velocidade média-baixa.

Acrescente o vinagre ou suco de limão, o sal e a mostarda e bata por mais 30 segundos. Nesse momento o preparado está pronto para receber o azeite, que deverá ser adicionado **muito lentamente**, num fio bem fino, enquanto bate. Isso é importante para que as gemas consigam absorver o óleo e se transformem em creme.

Dica: Não tenha pressa a adicionar o óleo, o processo deverá demorar 1-2 minutos.

Quando tiver obtido um creme consistente, poderá adicionar o azeite mais rapidamente, porém não adicione o restante de uma só vez. Acrescente mais algumas gotas de vinagre ou suco de limão, para firmar.

Consuma a maionese em seguida ou reserve bem fechada em um frasco de vidro.

Para o molho: Junte a maionese, sal, pimenta, suco de limão, cominho, pimenta em pó e páprica numa vasilha e bata bem.

Numa saladeira coloque o frango, o pimentão, cebola e pimenta picada e misture bastante.

Coloque o molho sobre toda a mistura de frango. Experimente e corrija os temperos e a maionese se necessário.

Sirva.

Torta irlandesa

Serve 3 pessoas

Ingredientes

350gr de carne moída

1 cebola pequena picada

1 talo de aipo cortado em cubos

1 cenoura grande picada

450 gramas de batata-doce sem casca, cortadas

1 dente de alho grande picado

2 colheres de sopa de vinho tinto seco (opcional)

1 folha de louro

1 ramo de tomilho fresco

1 colher de sopa de extrato de tomate

1 xícara de caldo de carne em cubo

2 colheres de sopa de ghee ou óleo de coco

2 colheres de sopa de salsinha fresca picada

Sal marinho a gosto

Pimenta fresca moída

Modo de fazer

Coloque as batatas numa panela grande com água. Deixe ferver

Abaixe o fogo e deixe ferver novamente até que as batatas cozinhem. Retire do fogo. Jogue a água e coloque as batatas de volta à panela. Adicione ghee, sal e pimenta e amasse as batatas. Reserve.

Aqueça uma frigideira em fogo médio. Adicione ghee. Quando o ghee derreter, coloque a carne e frite até dar o ponto. Coloque cebola, alho, aipo e cenoura e frite por 3 minutos.

Adicione o restante dos ingredientes, com exceção da salsinha e mexa. Cubra a panela e deixe fritar até que os vegetais estejam macios. Retire o tomilho e o louro.

Coloque toda esta mistura no fundo da assadeira. Por cima, coloque as batatas amassadas. Decore com a salsinha.

Pré-aqueça o forno a 190°C e asse por 25 a 30 minutos.

Sirva

Bolinhos de atum

Servem 4 pessoas

Ingredientes

1 1/2 colheres de sopa de ghee, fracionada

150 gramas de atum em conserva

1/4 de xícara de cebolinha finamente cortada

1 colher de sopa de coentro picado

3/4 de xícara de batata-doce sem pele, amassada

Raspas de limão

1/2 colher de sopa de pimenta picada

1 ovo grande

1/4 de colher de chá de flocos de pimenta vermelha

Sal kasher a gosto

Pimenta-do-reino fresca moída

2 limões cortados em fatias (opcional)

Modo de fazer:

Misture numa vasilha o atum, a cebolinha, coentro e a batata doce.

Adicione as raspas de limão, metade da ghee, o ovo, os flocos de pimenta, o sal e a pimenta. Misture bem.

Unte formas de muffin com a ghee restante. Preencha as formas com 4 colheres da mistura. Nivele a parte de cima com uma colher

Pré-aqueça o forno a 180° e asse por cerca de 20-25 minutos ou faça o teste do palito. Deixe esfriar sobre a grelha do fogão. Separe as bordas com uma faca e coloque os bolinhos num prato. Sirva com as fatias de limão

Para que fiquem mais crocantes, frite os bolinhos no ghee. Sirva com o patê ou molho de sua preferência

Costeletas de cordeiro grelhadas e alcachofras

Serve 5 pessoas

Ingredientes

5 costeletas de cordeiro

5 dentes de alho

5 talos frescos de alecrim

5 colheres de sopa de azeite de oliva

Sal cinza a gosto

Para as alcachofras

4 alcachofras, sem as partes duras, cortadas em fatias não muito finas.

Sal cinza a gosto

Modo de fazer:

Para as costelas: Bata no liquidificador o alho, o alecrim, sal e azeite até ficar homogêneo.

Coloque as costelas numa vasilha. Espalhe essa mistura nas costelas. Cubra e deixe descansar por cerca de meia hora.

Aqueça uma frigideira de ferro em fogo médio. Quando a panela estiver aquecida, coloque as costelas e frite ambos os lados. Retire as costelas e reserve. Deixe o caldo e o azeite na frigideira

Para as alcachofras: Coloque água numa panela grande. Adicione sal. Coloque as alcachofras e cozinhe até que fiquem macias. Retire da água e reserve.

Leve a frigideira novamente ao fogo. Coloque as alcachofras cozidas. Aqueça ligeiramente

Sirva as costelas com as alcachofras por cima.

Carne com champignons
Serve 4 pessoas
Ingredientes

225 gr de fraldinha ou contrafilé cortados em fatias finas
2 dentes de alho picados
125 gr de champignons fatiados
60 gr de cogumelos shitake, cortados ao meio
2 xícaras de brócolis rapini ou couve picados (descarte as hastes duras e as arestas)
1 colher de sopa de óleo de coco
Para a marinada:

1/2 xícara de caldo de carne
1 1/2 colher de sopa de vinagre de arroz
1 pedaço pequeno de gengibre picado
1 dente de alho picado
Sal marinho a gosto.
Pimenta em pó a gosto.
Modo de fazer:
Para a marinada: Misture todos os ingredientes da marinada numa vasilha grande. Coloque a carne. Misture bem

com a marinada e deixe na geladeira por pelo menos uma hora.

Para a fritura: Aqueça uma frigideira em fogo médio. Coloque óleo de coco Quando o óleo estiver aquecido, coloque a carne com o auxílio de uma escumadeira. Guarde a marinada. Adicione o alho.

Frite por cerca de 4 minutos. Retire e reserve.

Na mesma frigideira, adicione cogumelos, couve e o restante da marinada. Cozinhe por 5 minutos. Adicione a carne. Misture bem.

Retire do fogo e sirva imediatamente.

Salada de salmão com bacon e couve

Serve 6 pessoas

Ingredientes

560 gr de filés de salmão sem pele

2 talos de couve, rasgados e sem as hastes e partes duras

8 fatias de bacon fritas e trituradas

1 xícara de amêndoas laminadas

1 cebola roxa média finamente cortada

4 colheres de sopa de suco de limão

1/2 xícara de azeite de oliva

Sal a gosto

Pimenta em pó a gosto

Modo de fazer:

Salpique sal e pimenta sobre o salmão. Pré-aqueça o forno a 220°C e coloque os filés numa assadeira

Asse por cerca de 15-18 minutos ou até que os filés estejam tenros ao ser manuseados com um garfo. Tire do forno e reserve.

Quando esfriar, desfie o salmão e coloque numa travessa grande. Adicione couve, bacon, cebola e amêndoas. Misture bem.

Numa vasilha pequena, misture o azeite e o suco de limão. Jogue sobre a salada, misture bem e sirva.

Capítulo 3: Receitas de sobremesas Paleo

Pudim de chocolate

Serve 8 pessoas

Ingredientes:

3 xícaras de água de coco

2 abacates maduros, grandes, descascados, picados.

2 colheres de sopa de maca peruana (opcional)

3 xícaras e 1/2 de leite de coco

2 colheres de sopa de cacau em pó

Gotas de stevia ou açúcar de coco

Nibs de cacau a gosto

Modo de fazer:

Bata no liquidificar todos os ingredientes (menos os nibs de cacau) até ficar cremoso.

Distribua em oito tacinhas

Leve à geladeira e decore com os nibs de cacau.

Pudim de frutas

Serve 5 pessoas

Ingredientes:

750 gramas de frutas congeladas de sua escolha (morangos, mirtilos etc.).

4 xícaras de suco de laranja natural

10 colheres de sopa de goma de tapioca

Folhas de hortelã (opcional)

Modo de fazer:

Aqueça uma frigideira em fogo médio. Coloque as frutas e o suco de laranja

Deixe ferver. Diminua o fogo e deixe ferver por cerca de 12 a 15 minutos.

Após o cozimento, separe as frutas cozidas de sua calda. Coloque na geladeira a calda do cozimento das frutas.

Coloque as frutas coadas numa frigideira. Aqueça a frigideira em fogo baixo. Deixe ferver

Enquanto isso, misture numa vasilha a goma de tapioca, um pouco de água e um pouco da calda de frutas. Misture bem.

Adicione esta mistura à frigideira mexendo sempre, até que engrosse.

Deixe esfriar um pouco e coloque em tacinhas. Deixe gelar por algumas horas

Ao servir, adicione um pouco das frutas cozidas que estavam na geladeira.

Salada de frutas cítricas com romã

Serve 6 pessoas

Ingredientes:

3 laranjas vermelhas, descascadas, sem pele nem sementes, cortadas em gomos.

3 laranjas descascadas, sem pele nem sementes, cortadas em gomos

3 toranjas, descascadas, sem pele nem sementes, cortadas em gomos

3 colheres de sopa de mel orgânico (opcional)

1 xícara de sementes de romã

2 colheres de sopa de menta fresca picada

4 colheres de sopa de suco de limão

Modo de fazer:

Corte as laranjas em pedaços. Coloque numa vasilha grande

Adicione a romã, o suco de limão, o mel e misture bem. Coloque a menta picada.

Deixe na geladeira por algumas horas.

Sirva

Banana frita com mel

Serve 2 pessoas

Ingredientes

2 bananas fatiadas

2 colheres de sopa de mel

1/2 colher de chá de canela em pó

1/4 de xícara de óleo de coco

1/2 xícara de água quente

Modo de fazer:

Aqueça uma frigideira em fogo médio. Coloque o óleo de coco Quando o óleo esquentar, adicione as fatias de banana

Frite por alguns minutos. Vire as bananas e frite mais um pouco. Retire e coloque em uma travessa.

Enquanto isso, misture a água e o mel. Reserve.

Despeje essa mistura sobre as bananas. Salpique canela e sirva.

Pudim de chia com cereja
Serve 10 pessoas
Ingredientes:
12 tâmaras sem caroço e cortadas em quatro
2 colheres de sopa de extrato de baunilha
1 xícara de sementes de chia
800 ml de leite de coco
300gr de cerejas descongeladas
Modo de fazer:
No liquidificador, bata as tâmaras e o leite de coco até formar uma mistura cremosa.
Adicione as cerejas com seu suco e bata em velocidade menor, até incorporar. As cerejas não podem estar muito trituradas
Adicione as sementes de chia e misture com uma colher ou espátula. Não é necessário utilizar o liquidificador.
Coloque em taças para servir e coloque para gelar por algumas horas até que endureça
Dura por até 3 dias na geladeira

Bolinhas de chocolate e avelã

Serve 10 pessoas

Ingredientes:

20 avelãs inteiras, torradas

2 xícaras de avelãs torradas e picadas em pedaços pequenos

4 colheres de sopa de cacau em pó orgânico

1/2 xícara de xarope de bordo ou mel orgânico

2 colheres de chá de extrato de baunilha

Modo de fazer:

Coloque uma xícara das avelãs picadas num processador e processe até que vire uma farinha.

Adicione o cacau, o xarope de bordo ou mel, o extrato de baunilha e continue a pulsar. Transfira para uma vasilha e reserve.

Coloque a outra parte das avelãs picadas num prato.

Primeiro, mergulhe as avelãs inteiras no creme de cacau. A seguir, passe-as nas

avelãs picadas e depois coloque em uma assadeira forrada com papel manteiga.
Deixa no freezer por cerca de 20 minutos.
Retire e deixe descongelar por 5 minutos
Sirva.

Cheesecake de limão e abacate

Serve 6 pessoas

Ingredientes:

<u>Para a base</u>

1/2 xícara de amêndoas, demolhadas em água por 8 horas, já secas

1/2 xícara de nozes pecãs, demolhadas em água por 2 horas, já secas

2 colheres de sopa de ghee ou manteiga ou óleo de coco

5 tâmaras sem caroço

1/8 de colher de chá de sal marinho

<u>Para o recheio:</u>

2 ou 3 abacates maduros e cortados.

1/2 colher de sopa de raspas de limão galego

2 colheres de sopa de suco de limão galego

1/4 de xícara de mel orgânico

1/4 de xícara de óleo de coco

1/8 de colher de chá de sal marinho

1/2 colher de chá de extrato de baunilha

Modo de fazer:

Para a massa: Coloque todos os ingredientes no processador e pulse até se tornar uma farofa. A mistura deve estar pegajosa ao pegar. Transfira para uma assadeira.

Deixe na geladeira para endurecer.

Enquanto isso, faça o recheio do cheesecake: Coloque num processador todos os ingredientes para o recheio e processe até ficar cremoso.

Jogue por cima da massa. Coloque a assadeira de volta à geladeira. Deixe gelar por cerca de uma hora ou até o recheio endurecer.

Corte e sirva

Considerações finais

Gostaria de agradecer novamente por ter adquirido este livro.

A dieta Paleo é eficiente na perda de peso e melhora sua saúde de forma geral. Basta seguir apenas dois pontos principais desta dieta para conseguir o que deseja: evite todos os tipos de comida processada e prefira alimentos integrais e naturais. Você verá os bons resultados dentro de algumas semanas seguindo esta dieta. Fazendo as receitas deste livro, você irá preparar pratos saborosos e nutritivos. E a dieta Paleo é bastante simples de seguir. Ao começar a adotar a dieta, você terá ideia de quais alimentos são bons ou não para você. Siga seus instintos e verá que esta é a dieta é a mais eficiente que já viu.

Espero que este livro ajude você a preparar receitas saudáveis e deliciosas.

Muito obrigada e boa sorte!